ひざ痛ひざ悪は腰で治せ

柔整師向け

【中等症・重症用】

実費のとれる施術

柏木良信

施術アドバイザー・柔道整復師

Parade Books

まえがき

スーパーでレジを終え、食材を袋に詰めていると、隣から六十代の婦人二人の会話が聞こえてきました。○○整骨院はよく揉んでくれるが、△△整骨院はあまり揉んでくれないというものでした。

巷間で整骨院は、一部保険の利く マッサージをしてくれる所であると思われています。**もちろん、施術にマッサージは大変重要であります。**

日ごとに医学、医療技術の進歩は著しく、ITやAIやロボットやスマート技術だのとどんどん進歩して民間人が宇宙に行くようにもなりました。しかしどんなに科学技術が進んでも、**施術、マニピュレーション（アナログ）は不滅**です。

いま柔整師の取り巻く環境は非常に厳しく、第一に数の多さ、次に保険の取り扱いの厳しさがあります。柔整師も**時代と共に変わって**いかなければなりません。保険取り扱いだけではやっていけません。

事実、実費でいろいろ考え工夫されて、サプリメント（栄養補助食品）、リンパマッサージ、運動機器による運動療法等々を取り入れてやっていますが、施術のレベルは上がっているようには思えません。

柔道整復師の養成学校も多くでき、言葉は悪いですが粗製乱造気味で施術のレベルが低くなっているように感じます。

これからの柔道整復師は、健康保険に頼らず実費のとれる施術をしなければ生きていけません。

先達の者（私は今七十一歳）として、病院勤めに整骨院開院、介護事業所開設での**経験をもとに、我流ですが**私の施術を伝えたいと思います。そしてできるだけ**要点を絞って**簡略に短くわかりやすく書いているつもりです。細部は柔整師自身が考えて下さい。

尚、本書は**中等症・重症対象の施術解説書**であります（後で重複するが）。しかし**軽症と中等症・重症の施術の違いは微妙な力加減と推理力、創造力です。経験の浅い柔整師**、またこれから**開業を考えている柔整師**は本書の施術を参考にして経験を積んでください。ただ中等症・重症の施術で**ミス、事故**を起こさないように、軽症の方の**施術**で経験を積んでから、中等症・重症の施術に移ってください。

これから紹介する施術でひざ、腰の状態をアップ（良く）し、今まで以上に動きや歩行を楽にＡＤＬ、ＱＯＬを上げてきました。軽症の患者さんでもアップすれば**実費**がとれます。私は一部実費でおこなってきました。

施術の手引書の間に私のフィジカルな体験、経験、考え、想い、感じた事等々を面白おかしく、また真面目に真剣に、**エスケープ（脱線）**したトピックを入れています。

目次

まえがき 3
施術するにあたって 9
問診（視診、触診） 13
ひざの問診（腰の問診と一部重複する）…… 14
腰の問診 …… 16
ひざ、腰の施術 19

ひざ、腰を温める　20
腰、下肢のマッサージ、ストレッチ　20
下肢の筋力把握と初期の運動療法　25
足関節の可動域確保　28
股関節可動域の確保と腸腰筋のストレッチ　30
股関節屈曲動作　32
腹筋、臀筋の運動療法　33
あとがき　45

施術するにあたって

本書は、**ひざ、腰がかなり悪い中等症・重症の患者さんを対象とした施術**を解説しています。

タイトルに「ひざ痛ひざ悪は腰で治せ」と書きました。だいたいひざが悪い人は腰も悪く、腰が悪い人はひざも悪くなっています。なお、「ひざ悪」は私の造語です。

この施術の肝は筋肉の直接的な強化ではなく、神経の伝達能力高め働きをよくし、筋肉の代謝活性を促すことにあります。堅苦しい表現になっていますが、**要はマッサージをして血行をよくし、体温を上げ、ストレッチ、運動療法をする。**

これを施術のエキスとすればこの一行で表しています。

あとは**読まなくても柔整師自身が考え施術する**だけです。

なんやそんなことわかっているわ、そのようにやっているわという柔整師がいると思います。確かにその通りに施術をしているのだけれども、結果は私の診てきた限りでは、殆どアップしていません。ただ漠然とマニュアル通りに施術しているだけで。

これから施術を順追って記述していきますが、**基本的に施術は軽症も中等症・**

重症も同じです。違いは、**微妙な力加減と推理力、創造力**です。いきなり中等症・重症の患者さんの施術に入ると、**ミスや事故**に繋がり、また**医療過誤**の問題へと発展してしまうかもしれません。

軽症の患者さんの施術で経験を積んでから中等症・重症の患者さんに移っていくのがよいと思います（まえがきと重複していますが）。

ご存知かと思いますが、施術のときに痛みが強く、また急性期の場合に施術はできません。症状が落ちつき安定していることを前提とします。

実際に症状が落ちつき安定していても、中等症・重症者の患者さんは何かしらの痛みがあります。圧迫骨折、腰椎椎間板ヘルニア、脊柱管狭窄症状、変形性膝関節症等々。そして普段から身体の動きが悪く、また楽に動かせないので身体が固まっています。最初に施術をするときは、身体を動かすと当然痛みが出ます。どの程度の痛みが無理な施術になっているかは、経験を積むほかありません。

施術の合間にも脈、血圧測り、顔色診る、水分補給を忘れずに（体調管理）。

施術中にしびれ、痛みが増強するようであれば中断し様子を診ます。

しびれ、痛みが増強し、戻らなくなるようであればすみやかに**医療機関を受診して頂きます。**

問診（視診、触診）

よく問診して患者さんの症状、状態をつかみ施術に応用をきかせる。

血圧、脈拍、体温測定は必須で、できれば体重測定も行います。今や、パルスオキシメーター測定は当たり前、非接触体温計で測定します（コロナ禍でなくとも）。

ひざの問診（腰の問診と一部重複する）

・ひざのどの部位が、いつから、どの程度痛むか。
・腫れ具合、変形の有無、熱感、関節水腫の有無、ひざの可動域は。**反張膝、下垂足（足関節伸展位）、股関節の動きは。**
・歩行の程度。間欠性跛行、つえ歩行か、車椅子使用か、自宅では手すり家具による伝い歩きか。
・今、ひざの疾患名が付いているものはあるか（変形性膝関節症、関節リウマチ、半月板損傷、膝靭帯損傷等他）。最近よく取り上げられている**閉塞性動脈硬化症・バージャー病**（生活習慣病が起因、血管の老化から起こる血管病）

に気をつける。今までどんな治療をしていたか、また現在治療をしているか。

・手術をしたことがあるか、あればどんな手術か。既往歴を聞く。

・内科的疾患、生活習慣病（高血圧症、糖尿病、脂質異常症他）、腎臓障害などあるか。薬を服用しているか、どんな薬か、薬の説明書があればよく読む。アレルギー症は。

・私の経験では視診触診で、腫れ、熱感、股、膝、足関節のＲＯＭはよく診ているが、**左右下肢の筋肉の硬さ柔らかさ大腿部、下腿部の径（太さ）が違う**ことに気づけないでいることが多い（この場合の柔らかさとは筋肉の働きが悪くなって萎縮してふにゃふにゃしている状態をさす）。

ひざ、腰の問診（視診、触診）でよく診るのは当たり前ですが、中等症・重症の方は**内科的疾患**であることが多い点を**頭に入れる。**

繰り返しますが、この施術は中等症・重症の患者さんを対象とした施術です。

施術中、ミスや事故がおこらないように**よく問診します。**

主治医がいる場合はよくコンタクトをとりましょう。

腰の問診

・腰のどのあたりが痛むのか、痛みの程度は。痛みや痺れ感は臀部下肢にあるか。どんな姿勢だと痛むのか。

・今、腰の疾患名が付いているものはあるか（椎間板ヘルニア、腰部脊柱管狭窄症腰椎圧迫骨折等他）。今までどんな治療をしていたのか、また現在治療をしているか。

・脊椎に手術をしたことがあるか、あればどんな手術か。ボルト等は埋め込まれているか。既往歴を聞く。

・内科的疾患、生活習慣病（糖尿病、高血圧、脂質異常症）、腎臓障害などはあるか。薬を服用しているか、どんな薬か。薬の説明書を持っていればよく読む。アレルギー症は。

・歩行の程度。間欠性跛行、つえ歩行か、車椅子使用か、自転車には乗っているのか。

ここでエスケープ▼

姿勢　某国の元首相とケネディ大統領

以前、某国の元首相が国会質疑応答で答えた後、椅子に座るときにドカッと腰を下ろしていました。あの座り方をするのは、身体が疲れて腰の状態もあまり良くなく粘りがないためです。一国のリーダーになれば孤独で凄いストレスと重責なのがよくわかります。

最近、ポケットに手を突っ込んでいる某国の政治家をよく見かけることがあります。たぶん、**ケネディ大統領の真似**をしているのでしょう。ケネディ大統領は**背骨が悪い**ので（大きな手術をしています）ポケットに手を突っ込んでいるのです。ポケットに手を突っ込んでいると、背中、腰の負担が軽減され楽なのです。

若くて長身でハンサムだから、それがまたカッコよく絵になっていました。

ポケットに手を突っ込んでいる政治家は、そのことを知っているのでしょうか。

ひざ、腰の施術

ひざ、腰を温める

ひざと腰をホットパック等で温めます。**足関節は温めないようにします。**体温高く、ひざに熱あれば（アイシングする）もちろんダメです。

腰、下肢のマッサージ、ストレッチ

●マッサージ、ストレッチ

足裏はよくマッサージして、血流をよくし体温を上げます。

腰、臀部、下肢全体をマッサージするだけでよいです。

脊椎にボルト等を埋め込んでいたら、マッサージ指圧等は控え、軽くさする程度にします。

特に足の裏は、よく指圧またはマッサージをします（マッサージ機でもよいです）。血流がよくなり体温を上げることで**神経の伝達能力が高まり、筋肉の代謝活性がよくなります。**

ここでエスケープ▼

体温維持　ゴルフスイングと越中ふんどし

だいぶ前のこと、テレビでゴルフ番組を観ていると同じプロゴルファーが何回も優勝争いをしていました。残念ながら一歩及ばず優勝を逃していましたが……。季節は秋で、ゴルファーは薄着でプレイしていました。練習を積んで技術的に優れていても、**身体が冷え**ていたのでは正確なスイング、ショットは打てません。観ていて歯がゆいのでその旨を伝えたことがありました。観ていると、最近もそういうことに無頓着なゴルファーがいます。

頭は冷やさないといけないけど、身体を冷やしたらダメです。

反対に、**体温上昇し過ぎると不具合**が生じることがあります。高温に弱い身体の部位は三ヶ所あります。

ひとつは脳です。三十九度出ると、起き上がることも困難です。四十度の熱が出ると人事不省になり（意識もうろう）、死に至る事もあります。次に心臓です。体温が上がると心臓機能が低下して、これも死に至る事があります。三つ目は睾丸です、大事なものなのに体内でなく体外についています。熱に弱いのです。子供の頃キン冷法とか何とかと大人の人が言っていました。温もったらあかんねと。

そこで若い日本男子に言いたい。特に既婚者の男子は**越中ふんどし**を愛用すべし、少子化対策に寄与する、かも。

●骨コツコツ叩き

私は腰、下肢を軽くマッサージ後、背骨、骨盤、大腿骨、膝蓋骨、脛骨、踵骨を、握りこぶしで肩を叩くように、また医療用のハンマーでコツコツと叩きます。背骨を叩いてものすごく痛がる部位あれば圧迫骨折している可能性もあり、医療機関の受診を考える。

骨を叩くことでフィードバックして脳が刺激され、少しでも脳活性を促し、また骨粗鬆症にもよいと思います。

何の**エビデンスもありません。一家言です。**

● ひざ関節

ひざ関節は軽くマッサージするだけ、軽く動かす程度でよいです**（他動的に無理に動かさない）。**

患者さん自身が椅子に座り、足首に重錘バンド付けてブラブラと**振り子運動をしてもらう**程度にとどめます。

ハムストリングが硬く萎縮していたら、**軽くマッサージ後（すでに足裏はよくマッサージしているので）にストレッチ**をします。無理に力は入れないようにしてください。

ここでエスケープ▼ **私の失敗談　筋断絶**

私が病院勤めしていたとき、六十代の男性で脳梗塞、右片麻痺、患側のハムストリングが硬く萎縮していたので、マッサージの後にストレッチをしました。ミシと裂けるような、ちぎれるような音がして、同時に手応えが一瞬無くなりました。あ、しまったと思ったときにはすでに遅く、**ハムストリング筋断絶**していました。

ハムストリング内出血し、大腿部裏面がパンパンに腫れました。マッサージの不足とストレッチの力の入れ過ぎで、まあ経験不足でした。

●反張膝になっていたら、何故なっているのか？　よく考える

中等症・重症の方の反張膝は、**大腿神経の働きが悪く大腿四頭筋の弱さ**からか？　**股関節が硬く屈曲位**になっているからか？　腓骨神経の働きが悪く**足関節背屈力が弱く（下垂足）**なっているからか？　だいたいは複合的要因からです。（ここでは、脳卒中で片麻痺による下肢筋力の弱さからの反張膝は取り上げない）

●反張膝はできるだけ施術する（簡単に治るまでなかなかいかない）

実際、大腿四頭筋の筋力アップとサポーターの使用だけでは反張膝はよくなりません。複合的要因であるので施術は怠らず、反張膝をできるだけよくするようにしましょう。

下肢の筋力把握と初期の運動療法

中等症・重症の方はハードな運動療法ができません。

実際の施術の様子とともに、運動療法を紹介します。

この方法は、下肢を上半身で受けるため疲れません。患者さんの**足のけり具合で、下肢筋力の強さをある程度把握**することができます。肩にタオル等を掛けましょう。

後は下腿に重錘バンドを付けての運動、自転車漕ぎ、スクワット他いろいろありますが、患者さんの状態を診て、どの運動療法がよいかを柔整師自身で考えます。

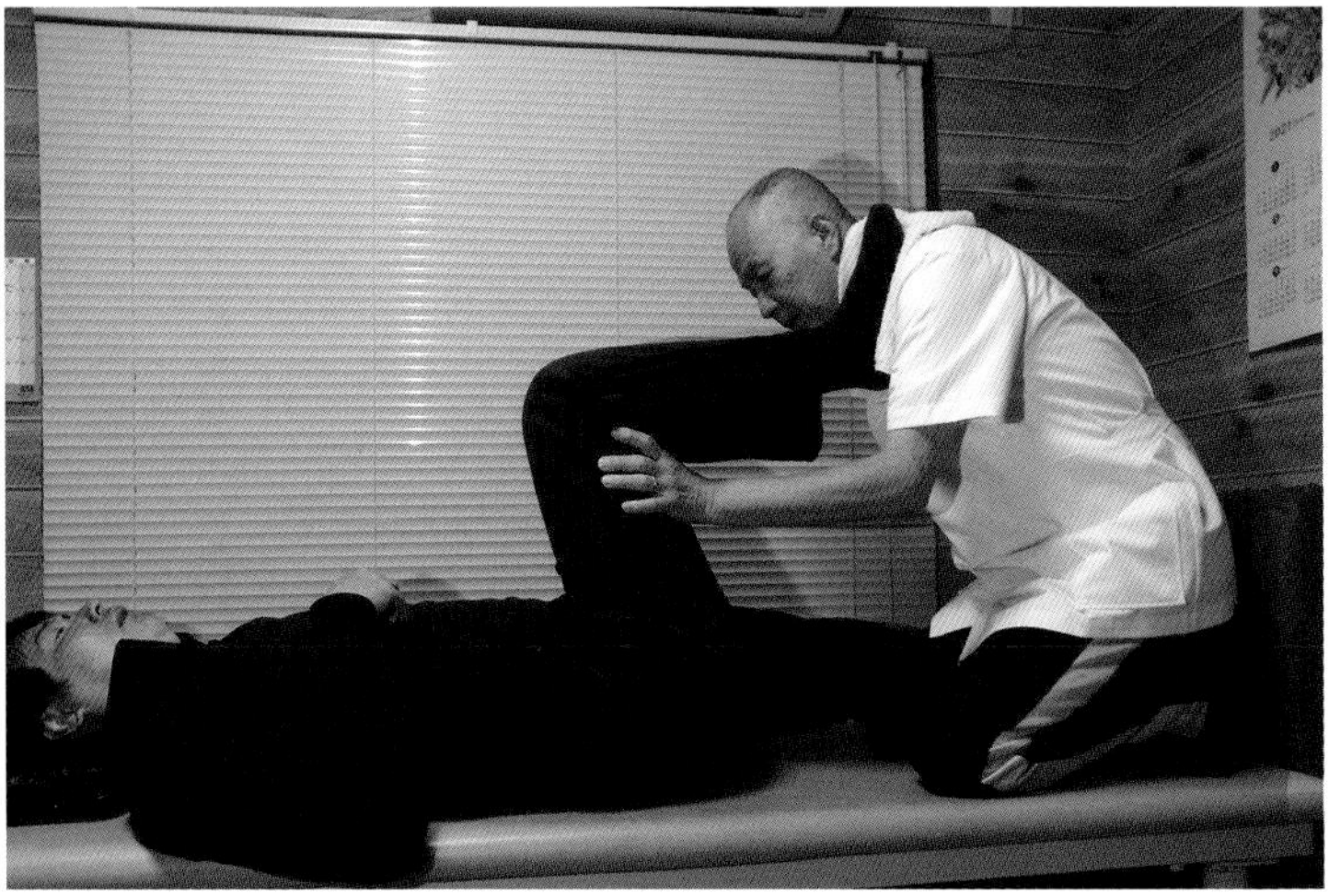

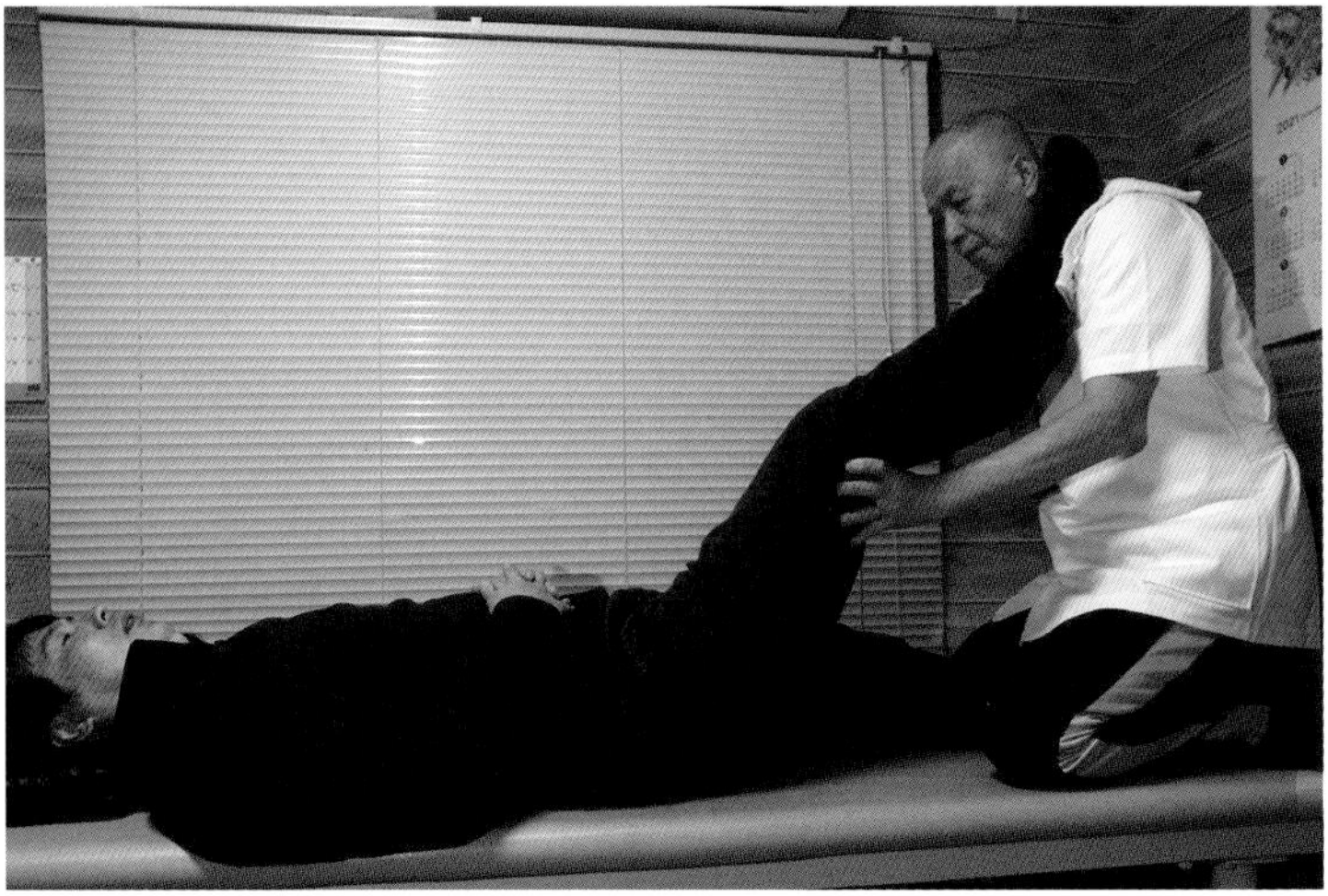

中等症・重症の方はひざが悪いため、完全伸展できません。

です。また、ドロップフット（下垂足）になっている方は反張膝を併発していることもあります（この逆もあります）。

前脛骨筋の背屈力が弱くとも常に**足関節はよく動かし**、可動域を確保します。

ここでエスケープ▼

階段踏み外す　神経の鈍麻

駆け足で階段の登り降りをすると、誰でも踏み外してしまうのはわかります。

しかし、そうではなく、普通にあるいは慎重に階段を降りるときも踏み外し転倒するときがあります。何故、転倒してしまうのでしょうか。

特に幅の狭い階段面、また外出先での雨に濡れた階段面は滑り落ちやすいので、**眼でしっかり足元を見て慎重に降りますが**、それでも転倒してしまうことがあります。それは、足を降ろすときに自分が思っているより**足が少し階段面の前方に出**

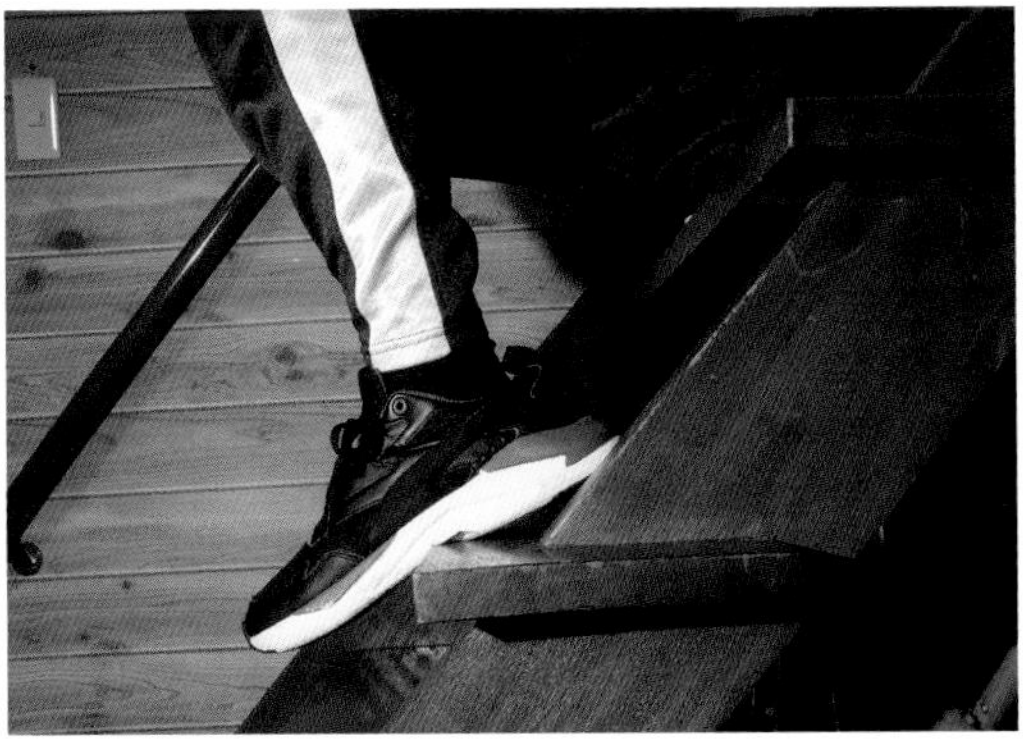

足が思っていた所より少し前に出て滑り落ちる。

てしまうためです。ひざが悪い方、また腰の悪い方は**脚の神経の働きが悪いことにより感覚が鈍くなっていて、本人が正確に足を降ろしているつもりでも正確な位置に降ろせていない**のです。

股関節可動域の確保と腸腰筋のストレッチ

あお向け（仰臥位）で大腿部を軽くマッサージした後、**（足裏をよくマッサージしているので）**股関節の可動域を広げるために内外転、内外旋（ローリング）と、**ゆっくりとあらゆる方向に動かします。無理に急に動かさないようにしましょう。**

次に股関節屈曲（腸腰筋のストレッチ）をおこなうが、**これが一番難しいです。**側臥位で大腿部を後屈する際、細心の注意をはらいます。**ゆっくりと慎重に、力を入れ過ぎないようにします。無理をすると大腿骨頸部骨折をおこしてしまいます**（中等症・重症の方はたいていい**骨粗鬆症**になっています）。

ここでエスケープ▼ 私の失敗談　再骨折

これも病院勤めのときで、五十歳前後の婦人、左上腕骨不全骨折で完全に骨癒合していないが、肩関節の拘縮が進まないように動かしていきます。上腕部の挙上角度と力加減を間違え、**再骨折**しました。肩関節の温めとマッサージをよくしたつもりが、不足でありました。ほかにもいろいろ失敗しました。

医院長に報告すると怒られると思いましたが、医院長は仕方ないと笑っていました。たぶん医院長もいろいろ失敗してきたからなのだと思います。

●ここで私の経験から柔整師に告ぐ　手指の骨折・拘縮治療

手指の骨折後の拘縮治療が特に難しく、柔整師は骨折の保険の取り扱いができるものの、あとの拘縮治療では満足な結果が得られないことに加え（巧緻性を確保できない）、**医療過誤**の問題に発展することがあるので整形外科に転医した方がよいと思います。

高校生以下の**成長過程にある拘縮治療**は、無理に**他動的に動かしては絶対ダメ**

です。

マッサージでも動かすのはほんの軽く、患者自身で動かすように指導する。

医療機関からのオーダー（紹介状）があれば引き受ける。ただし前項に書いたように、手指の拘縮治療は引き受けない。

拘縮治療は本当に骨のおれる治療で、冗談ではなく**再骨折と関節炎になりやすいことに注意**する。

股関節屈曲動作

●股関節屈曲動作

腰をよく温めた後、仰臥位で股関節屈曲するのですが、ゆっくりと慎重に、何回にも分けて少しずつ深く屈曲していきます。

脊柱管狭窄症の方によくする動作です。

股関節を屈曲することにより腰椎間が少し開き、神経や血管の通りがよくなることで下肢の働きもよくなり、神経伝達能力を高められます。

この施術のキモは、神経の伝達能力を高め、筋肉の代謝活性をよくすることにあります。

腹筋、臀筋の運動療法

● 腹筋運動

背筋は鍛えない。いろいろな運動療法で自然に背筋を使うので、あえて鍛えません。

私の経験では、背筋だけを鍛える運動療法すると、逆に腰痛を起こすことが多いです。

写真のように二通り紹介します。

中等症・重症の方は腹筋が弱いです。できるだけやりやすく、簡単な**腹筋運動です。**

この腹筋運動は**大腿四頭筋**も使います（自分でするとよくわかります）。

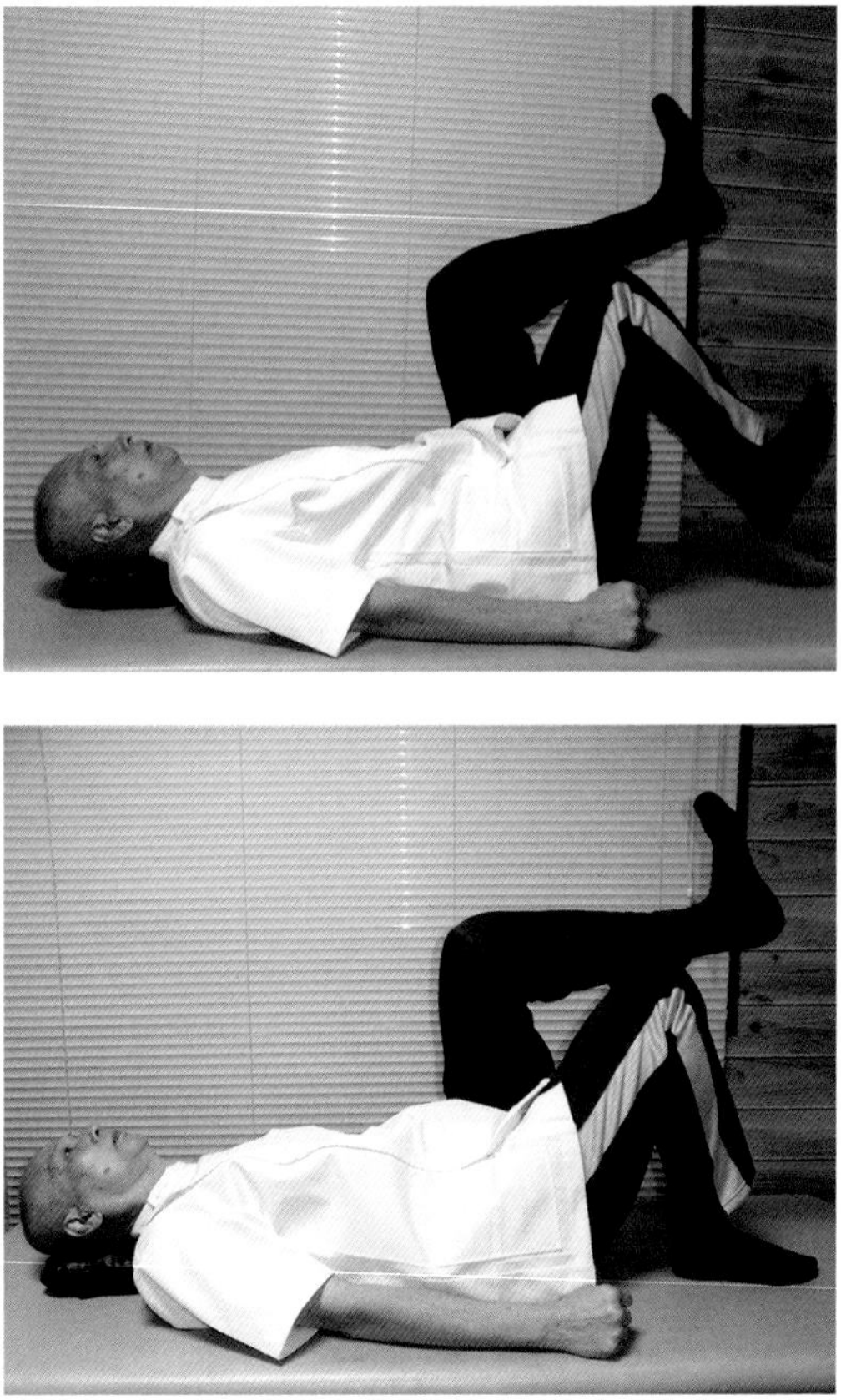

片足を片方のひざに乗せ、交互に上げるだけです。

次に腹筋運動

中等症・重症の方には少し負担になるので、無理にすすめません。
スタートは下肢と上肢を開いていた状態から。上体を起こしながら上肢、下肢を閉じていき、少し上体が上がるところをトップとします。そして元に戻していくときに上肢、下肢を開いていきます。

この**腹筋運動は腰痛の軽い方**、また腰が悪くない方にもよいです。上半身を起こすときにお尻（肛門）に力を入れて行うと、**骨盤底筋が鍛えられ尿もれの改善**にもなります。

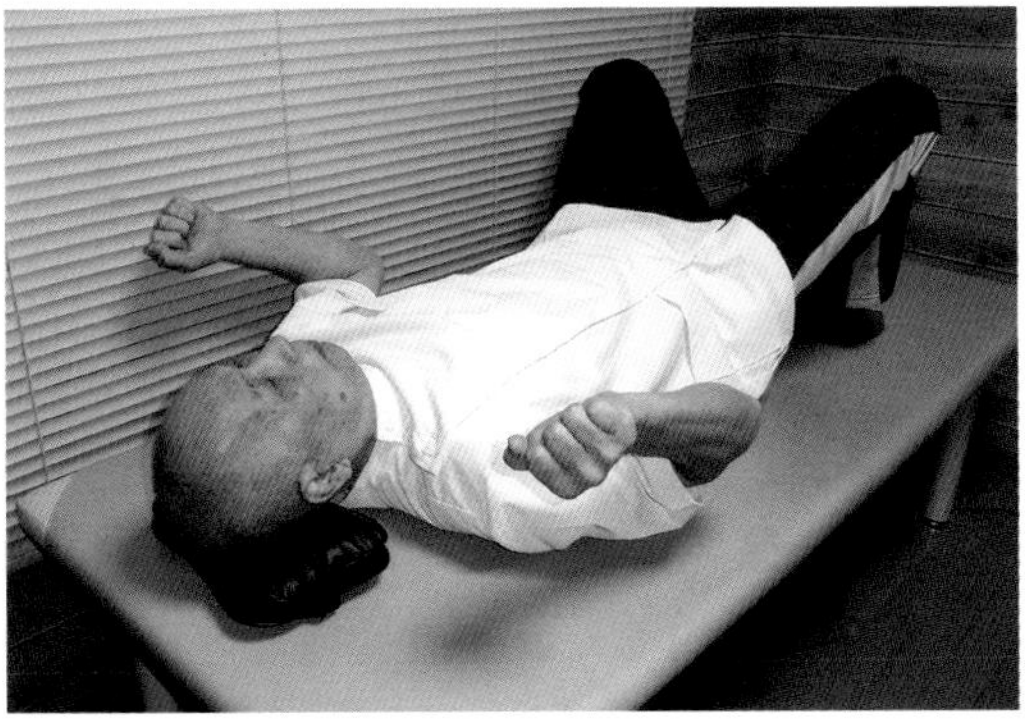

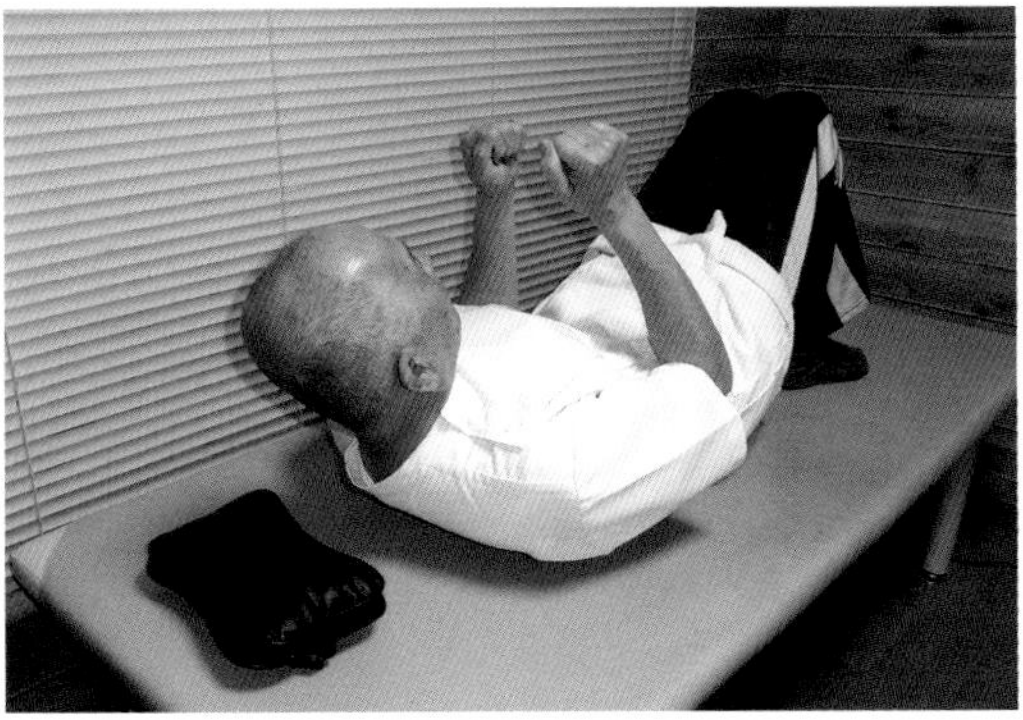

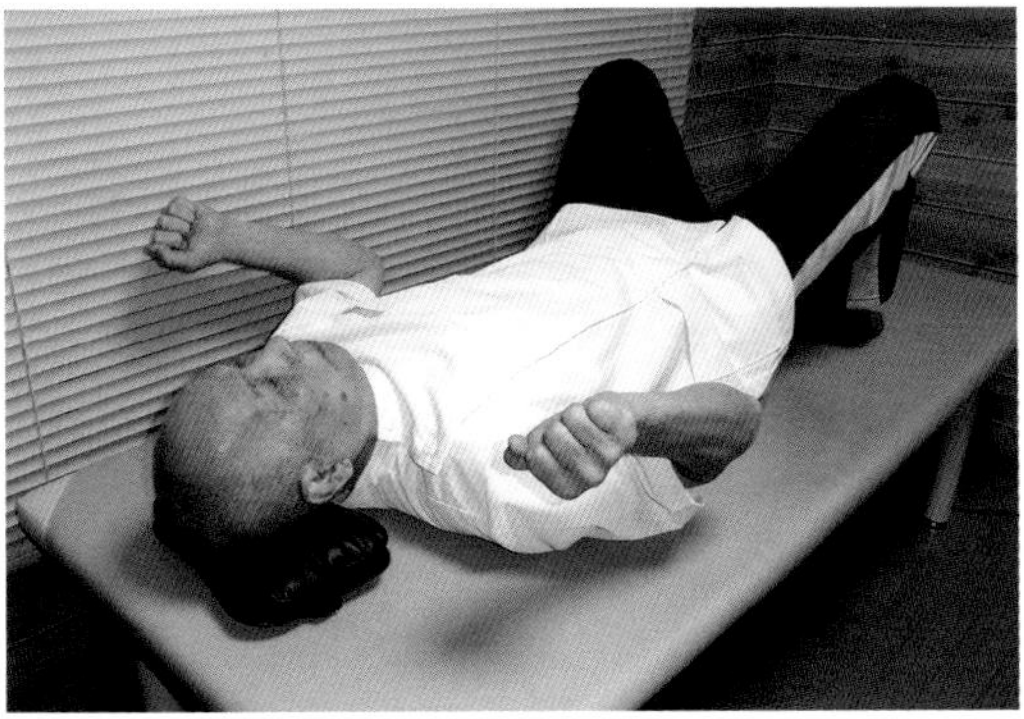

上体を起こし、元に戻る。

●殿筋運動（よくあるお尻上げ運動）

仰向け（仰臥位）の状態でお尻を上げる運動です。

腰の調子があまりよくないときは、お尻を軽く上げるだけでも最初は痛がります。

腰を上げた状態をキープするのがよいのですが、私は無理に**キープさせません。**

●インナーマッスルを使っての腹筋運動

最近、インナーマッスルという言葉がよく使われています。

インナーマッスルを鍛えることが腰痛改善によいと言われ、よく取り上げられているようです。

その内容は、「運動をするときに息を吐きながらしなさい」というものですが、なぜ息を吐きながらするのか、その理由と説明がなされていません。理由と説明をすれば納得でき効果も出やすいのですが……。

私は何かするとき、こうだからこうなると理由と説明をします。納得しておこなうことで早く効果が出ます。

腹筋運動の場合、息を吐きながらおこなうとお腹がへこんでいくので、上体または下肢をより深く屈曲でき、インナーマッスルまで鍛えられるわけです。

この施術は中等症・重症の方が対象です。難しいことを言っても出来ないので、

インナーマッスルのことは考えていません。


また、寝て息を吐きながら腹筋運動する場合はまだよいのですが、椅子に座ってのインナーマッスル腹筋運動を、息を吐きながらすると体幹が安定せず、腰に負担がかかり、腰の悪い人には不向きです。

運動療法に関してはいろいろな方法があります。患者さんを診てどのやり方が一番よいか、柔整師自身が考えましょう。


これで、下肢と体幹（主に腹筋）の運動療法で施術としては終わりです。何度も繰り返しますが、この施術は中等症・重症の方の施術です。

患者さん自身も誰が見ても、動きが今までよりハッキリとよくなり喜ばれてきました。

改めて、実費のとれる柔道整復師になってもらいたいです。

ここでエスケープ▼

インナーマッスルと大相撲

以前、テレビで千代の富士の相撲を観ていると、立会いで勝負が決まらず四つ相撲になり、しばらく静止したままになっていました。そしてある瞬間、一気に攻めるときがありました。相手が息を吐く一瞬を見逃さないのです。息を吸って止めると体幹は強くなりますが、息を吐くと体幹は弱くなるのです。

千代の富士と最近引退した白鵬は、そのタイミングをつかむのがうまいのです。

子供の頃、遊びでよく相撲を取っていました。私は強いほうでした。ひとり、勝敗が五分五分の子がいました。あるとき組相撲になり、一気に攻めてきたときがありました。子供のときはわからなかったのですが、大人になってみると、その子は、大人の人に息を吐くと身体の力が抜ける事を教えてもらい、知っていたのだと思います。

確か令和二年夏場所だったと思いますが、**元横綱白鵬**が取組終わりに土俵から小走りに降りる場面をテレビで観たとき、ひざがだいぶ悪いことを直感しました。ひと月あまり経って、ひざを手術していました。ひざが悪いとすぐに動きを止める際に痛むので、十数歩走ったのです。

ここでエスケープ▼

思い込み野球打撃論

以前まで、テレビの野球中継は審判の背中から映していました。いつ頃からかピッチャー側から映すようになり、ボールの球筋とコースと打者のバットの振りがよく分かるようになりました。

昔から高めのボールは打て、低めは悪い球だから打つな、と言われてきました。テレビを観ていると、どこのチームとは言いませんが、ある選手は高めのボールが来たなら、よほど外れたコースのボール以外は全てバットを振っています。高めは打たなくてはいけないと頭に刷り込まれているように思います。低めのコースのボールは打ちにくい悪いボールと頭にインプットされていると感じます。

そして打てなくなると早く、腰が開いているとか振り遅れているとか言われています。

打撃で一番大事なのは、いかにボールを眼でしっかり捉えるかで、結論を言えば低めのボールの方がよく捉えられます。だいたい高めのボールは距離感をつかみにくく、振り遅れます。

一番わかりやすい例をあげれば、センターにライナー性の当たりのボールを捕えるとき。センターを守っている選手が一度前に来たのち、慌てて後ろに戻っていくプレイをよく見ます。ボールが正面に来ると、距離感をつかめません。ピッチャーが投げるボールはだいたい眼の高さになっていて、距離感をつかみにくくなっています。

また、低めのボールはピッチャーが投げた瞬間から低く飛んでくるため球筋を捉えることができ、バットを振り遅れず当てやすいです。

ボールは上からの叩けと教えられてきたものの、実際はバットスイング、フラットに軌道するのが一番よい。打率よくホームランを打つ選手のバット軌道は、フラットスイングになっています（古い話だが、阪神タイガースのバースのスイングはフラットになっていました）。

イチローや大谷翔平は特に、低めのボールをうまく打つ。清原はアウトローの球を上手く捉え、ホームランにしていました。

番外編

最近、飛距離を伸ばす為に、体型が変わるほど筋力アップしたゴルファーがいます。ゴルフはパワースポーツではありません。ゴルフはある意味、精度を競うスポーツです。パワーをつけ過ぎると微妙な筋肉動作ができなくなり、ショットが乱れると思います。

ここでエスケープ▼

野生のエルザとナポレオン

野生のエルザの話をご存じでしょうか。母ライオンを密猟者に殺され、残された赤ちゃんメスライオン（名前をエルザ）をある狩猟監視官夫妻が育てた実話です。エルザを育て、そして大人になり、野生に戻して時が経ったのちにどうしているかと見に行くと、赤ちゃんライオンを連れて現れたのです。野生に戻して何故、狩猟監視官夫妻を憶えていたのか。声、姿、顔もありますが、私はエルザが夫妻の匂い（体臭）を一番憶えていたと思うのです。

個人的に、人間も記憶するのに視覚、触覚、聴覚、味覚、嗅覚の中で、嗅覚が一番記憶し忘れないと思います。動物は一番に嗅覚で獲物、危険を察知し行動していると思います（鳥類は視覚、聴覚）。反対に、一番覚えられないのはこういう勉学によるものかと思いますが、私だけかな……。

ナポレオンはチーズが好物だそうです。召使いが食事にチーズ入りの食べ物を持っていったところ、ナポレオンはまだ寝ていたので、枕元に置いて引き下がったそうです。

ナポレオンは譫言で、ジョゼフィーヌといったとかいわなかったとか。

ここでエスケープ▼

真似、パクリ、参考　マリリン・モンローと女優・O　ジェームズ・ステュアートと男優・K

マリリン・モンローの映画を観ていると、なぜか女優のOさんがモンローの演技を参考にしているように感じました。

ご存知マリリン・モンローは若くして亡くなっています（一九六二年三十六歳没）。ビリー・ワイルダー監督の『お熱いのがお好き』に代表される、セクシーで少しおとぼけ小ばかさん役として有名ですが、短い女優人生の中でもあらゆる役をこなしています。

その中のひとつ、『ナイアガラ』（モンローの役は悪女）を観てふと何故か**女優のOさん**のことが浮かび、演技を参考にしているように感じました。

同じようにジェームズ・ステュアートの映画もいろいろ観ましたが、『素晴らしき哉、人生!』では、男優のKさんが演技を参考にしていると感じました。ジェームズ・ステュアートは長い役者人生の中で、コミカルな役からシリアスな役まであらゆる役をこなしてきました。『素晴らしき哉、人生!』の映画を観ていると、この一本でもいろいろな役こなしている。そして何故か男優のKさんのことが浮かんだのです。

今まで映画を観て、誰かの演技を参考にしていると思ったことなどなかったのですが、マリリン・モンローの『ナイアガラ』とジェームズ・ステュアートの『素晴らしき哉、人生!』の映画だけはなぜかそう感じたのです。

当たっているかどうかは別にして、芸術やスポーツなど、何をする上でも最初は真似、参考するものだと思います。すべては模倣から始まるといいますから。

余談

私は映画鑑賞が趣味で、演技を参考にすることはないけれど、役者が着ている服などは参考にします。一九六九年に高校を卒業して最初に買ったスーツはダークスーツ、二着目を買うときは華麗なる賭けでマックイーンが着ていたようなチェックのスーツを探し買ったものです。一九五〇年代の映画を観ると、ファションが参考になります。

ここでエスケープ▼

宇宙旅行と重力

民間人が宇宙に行くようになり、宇宙旅行も夢ではなくなりました。私は体重が六二キロなので、計算しやすいように体重六〇キロとして地球上の重力一Gで測ったものです。太陽の重力は二八Gです。太陽上で測れば一六八〇キロになります。月の重力は地球の六分の一Gで、そこで**体重を測れば一〇キロ**になります。

いずれ人類が月で暮らすようになれば、肩こり、腰痛、ひざ痛は起こりません。

柔整師は月で開業してもご飯は食えない。

あとがき

施術と直接関係のないことを（エスケープして）色々書いてきました。何故ならマニュアル通りに施術してもアップしないからです。特に中等症・重症の患者さんは、施術するにあたっては患者さん一人ひとり、症状、状態、性格、能力、ADL、QOL、職業、家庭環境すべてが違います。普段から人の動きや仕草、また**六感**（五感＋第六感）を使って**推理力、創造力**を働かせる意味で書いたわけです。

最近、マニュアルにないことを「想定外」という便利な言葉で逃げごまかします。マニュアルは大事ですが、マニュアルに縛られないようにマニュアルなんかクソ食らえ、で、私のこの施術解説はあくまで参考に、ヒントにして、あとは柔整師自身が考えて施術してください。

施術はジャズ、アドリブです。

将棋の元名人、升田幸三氏は生前、将棋のプロは別に世の中に無くてもよいと、存在するからには創造的な一手と新手一生という言葉が生まれました。
柔道整復師も世の中にパーパス（存在意義）があるように。
そして少しでも身分の向上に日々研鑽してほしいです。

実費のとれる施術を
実費のとれる柔道整復師に

ここまで施術のマニピュレーション（手技）、技術的なことを書いてきましたが一番大事なのは患者さんとの**信頼関係**にあります。それは、**まこと（誠実）**であります。

本書を**まこと（誠実）**の言葉で終えたい。

参考文献

『健康のためのスポーツ医学』　池上晴夫・著／講談社

『スポーツは体に悪い』　加藤邦彦・著／光文社